Dirk Schweigler

Endlich ein Leben ohne Aphten

1. Auflage 2019

Copyright © 2019 Dirk Schweigler

Illustrationen: www.shutterstock.com

Herstellung und Verlag:
BoD – Books on Demand, Norderstedt

ISBN: 978-3-748-17824-8

Inhaltsverzeichnis

1 Wenn jeder Bissen schmerzt

Unter Zahnärzten herrscht oft die Meinung, dass man gegen Aphten nichts machen kann. Man sollte es einfach aussitzen und die entzündeten Stellen im Mund von alleine abheilen lassen. Eine einzelne Aphte ab und an könnte man sicherlich auch ganz gut ignorieren. Doch was ist, wenn man sehr viele Aphten hat – und sie immer wieder kommen? Dann lassen sich die schmerzenden Stellen nicht mehr einfach ignorieren und es ist höchste Zeit, hinter den Vorhang zu schauen, um den wahren Grund für die Aphten zu finden.

Beschränkt sich eine Behandlung nur darauf, ein paar Mittelchen auf die schmerzenden Stellen im Mund zu tupfen, dann rennt man dem Problem immer nur hinterher. Es dauert nicht lange und eine neue Aphte entsteht – man tupft wieder ein Mittelchen darauf. Doch schon steht die nächste Aphte vor der Tür und das Spiel beginnt von vorn. Oder besser gesagt: Das schmerzhafte Spiel beginnt von vorn!

Wenn man also immer nur etwas unternimmt, **nachdem** die Aphten da sind, dann kann man dieses Spiel nur verlieren. Die Aphten sind immer schneller und es lässt sich nur hoffen, dass sie bald wieder abheilen. Man kann es aber auch geschickter anstellen und dafür sorgen, dass überhaupt gar keine Aphten mehr entstehen.

Denn Aphten fallen ja nicht einfach grundlos vom Himmel. Für alles, was im Körper passiert, gibt es eine **Ursache** und eine darauffolgende **Wirkung**. Das Prinzip von Ursache und Wirkung/Symptom lässt sich übrigens auf alle Krankheiten anwenden. Bei den Aphten liegen die Symptome klar auf der Hand oder besser gesagt im Mund: Es sind die schmerzenden Stellen. Doch was ist die Ursache dahinter? Und warum entstehen die Aphten immer wieder? Das ist die alles entscheidende Frage und der werden wir nachgehen.

Ich selbst hatte schon als Jugendlicher ständig mit Aphten zu kämpfen. Irgendwann nach vielen Jahren fand ich durch Zufall heraus, dass es an meiner Zahnpasta lag. Daraufhin probierte ich mehrere andere Marken, bis ich eine verträgliche Zahnpasta gefunden hatte. Und dadurch gingen auch die Aphten weg. Endlich! Doch eines Tages kamen sie wieder und mir wurde schmerzlich bewusst, wie lange es her war, als ich das letzte Mal damit zu kämpfen hatte. Vermisst hatte ich die Aphten ganz und gar nicht, aber wahrscheinlich hatten die Aphten Sehnsucht nach mir und kamen deshalb zurück.

Leider war es aber nicht nur ein kurzer Schub, sondern die Aphten kamen seit dem Rückfall immer wieder. Waren an einer Stelle ein oder zwei Aphten verheilt, kamen woanders schon die nächsten. Weil sie ständig wieder kamen, wurde mir recht schnell klar, dass irgendetwas meinen Körper oder meinen Mund immer wieder reizt. Bis mir endlich ein Licht auf ging, was der Auslöser dafür war.

Einige Wochen zuvor hatte ich mir eine neue Abtropfschale fürs Geschirr gekauft. Leider bin ich einer der wenigen Menschen, die ihr Geschirr noch selbst abwaschen müssen. Natürlich mache ich das nicht gerade gern, aber in meine kleine 1-Zimmer-Wohnung passt leider kein Geschirrspüler. Das Geschirr ließ ich meist über Nacht abtropfen und räumte es morgens weg. Doch die neue Abtropfschale war leider so gebaut, dass das Wasser sich ungünstig darin ansammelte. Dadurch stand das Geschirr die ganze Nacht im eigenen Abtropfwasser.

Darin feierten dann einige Bakterien über Nacht eine tolle Party. Im Nachhinein fiel mir auch auf, dass das Geschirr morgens etwas roch. Allerdings hatte ich mir nie etwas dabei gedacht. Und da das Geschirr sich die ganze Zeit in dem abgestandenen Wasser befand, lagerten sich die Bakterien auch am Geschirr und am Besteck ab. Und beim nächsten Essen fanden sie dann den direkten Weg in meinen Mund und lösten die Aphten aus.

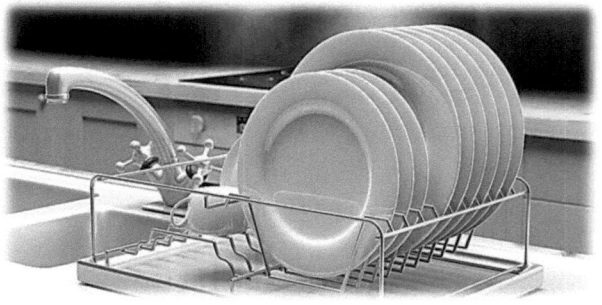

Daraufhin habe ich mir angewöhnt, das Geschirr kurz nach dem Abwaschen auch gleich abzutrocknen. Und siehe da, seitdem hat sich keine einzige Aphte mehr gezeigt. Nicht bei jedem Aphten-Betroffenen ist aber immer der

Abwasch oder die Zahnpasta dran schuld, sondern es kann sehr unterschiedliche Auslöser für Aphten geben. Manchmal ist es auch nicht nur ein einzelner Auslöser, sondern es kommen mehrere Faktoren zusammen. Beispielsweise kann ein geschwächtes Immunsystem (durch eine Grippe) und ein gleichzeitiger Schlafmangel zur Entstehung von Aphten führen.

Was mir bei diesem Thema besonders wichtig ist: Sie sollten Ihren Fokus auf den Auslöser der Aphten lenken und sich nicht zu sehr mit dem Betupfen der Aphten (also nur dem Symptom) beschäftigen. Denn wenn Sie erst einmal die Ursache gefunden haben, dann haben Sie komplett Ruhe. Und dann haben sich auch die brennenden Tinkturen und Tropfen erledigt. Für Menschen, die noch nie Aphten hatten, ist das ganze Thema sicherlich schwer nachzuvollziehen. Wer jedoch ständig von sehr schmerzhaften Aphten geplagt wird, der ist über jeden aphtenfreien Moment glücklich.

2 Wie entstehen Aphten?

Wie Aphten aussehen, wissen wahrscheinlich die meisten: Es sind kreisförmige, erhöhte

Stellen im Mund, die mit einem gelb- bis grauweißem Belag überzogen sind. Sie sehen so ein bisschen aus wie ein Vulkankrater. Die Aphten erschweren das Essen, Trinken, Schlucken, Sprechen und sie können so richtig fies schmerzen. Jedes Mal, wenn sich wieder eines oder gleich mehrere davon breitgemacht haben, stellt man sich die gleiche Frage: Woher kommen die denn immer wieder?

Für die Wissenschaftler ist bis jetzt noch nicht ganz klar, wie Aphten genau entstehen [1]. Es hat sich jedoch gezeigt, dass Aphten in den meisten Fällen von Bakterien oder Viren ausgelöst werden. Aber egal, ob nun Bakterien oder Viren dafür verantwortlich sind - gegen solche Eindringlinge hat der Körper einen tollen Schutz entwickelt, nämlich das Immunsystem! Deshalb steht das Immunsystem auch im Zentrum einer jeden Aphtenbehandlung. Das Immunsystem und alle Tricks, wie man es richtig in Schwung bringt, schauen wir uns in Kapitel 4.1 genauer an.

Bei etwa 30-40% der Betroffenen haben auch die Familienmitglieder mit Aphten zu kämpfen [2]. Das deutet also auf eine gewisse Vererbung von Aphten hin. Das einzig Gute an der familiären Vererbung ist, dass man zur Familienfeier gleich ein Thema hat, über das man sich bei einem leckeren Stück Kuchen ausführlich unterhalten kann.

Schätzungsweise leiden in Deutschland etwa 2% bis 10% der Bevölkerung an ständig wiederkehrenden Aphten [3]. Bei einer Bevölkerung von 80 Millionen sind das also immerhin zwischen 1,6 bis 8 Millionen Betroffene. Damit zählen Aphten zu den häufigsten Mund- und Rachenkrankheiten. Und Frauen sind generell häufiger davon betroffen als Männer.

Für Mediziner gibt es aber nicht nur die eine Aphte. Sie unterteilen die Aphten noch einmal in drei verschiedene Typen:

— **Minor-Typ** (= „Klein"): Wenige, flache Schleimhautdefekte im Mund. Die Aphten sind kleiner als ein halber Zentimeter und heilen innerhalb von 5-10 Tagen wieder ab ohne Narben zu hinterlassen. Etwa 80% leiden unter diesem Aphten-Typ
— **Major-Typ** (= "Groß"): Wie der Name schon verrät sind bei diesem Typ die

Aphten bedeutend größer, bis zu 3cm. Die Betroffenen fühlen sich krank, Lymphknoten können geschwollen sein oder es entsteht Fieber. Diese Aphten hinterlassen Narben und brauchen bedeutend länger, bis sie abgeheilt sind.

- **Herpetiformer-Typ:** Dieser Typ ist sehr selten und wird durch Herpes-Viren ausgelöst. Die Betroffenen haben viele kleine Aphten (bis zu 100 Stück), die über den gesamten Mundraum verteilt sind.

Den Betroffenen ist so eine Unterscheidung aber meistens recht egal. Man möchte einfach nur, dass die Aphten so schnell wie möglich verschwinden.

Es gibt manche Fälle, in denen die schmerzenden Stellen im Mund keine Aphten sind, sondern eine andere Krankheit, die den Aphten sehr ähnlich sieht. Dazu zählen zum Beispiel Herpes oder die Hand-Mund-Fuß-Krankheit. Es besteht also eine gewisse Verwechslungsgefahr von Aphten mit anderen Krankheiten. Die Hand-Mund-Fuß-Krankheit beispielsweise betrifft jedoch vorwiegend Kinder unter 10 Jahren und sie verläuft in den meisten

Fällen harmlos [4]. Wenn Sie sich unsicher sind, ob es bei Ihnen Aphten sind oder eventuell eine andere Erkrankung, dann kontaktieren Sie am besten einen Arzt oder Zahnarzt.

Aphten sind zwar für sich genommen eine eigene Erkrankung. Allerdings entstehen sie fast immer als Folge einer anderen Erkrankung. Deshalb wendet ein guter Arzt bei der Suche nach der Ursache die Differenzialdiagnostik an. Er überprüft also, ob ein anderes Krankheitsbild für die Aphten verantwortlich ist.

Zur Entstehung von Aphten können unter anderem folgende Krankheiten führen

- Zöliakie (Glutenunverträglichkeit)
- Entzündungen im Darm wie Morbus Crohn oder Colitis Ulcerosa
- Morbus Behçet (seltene, entzündliche Gefäßerkrankung)
- Sweet-Syndrom (seltene Hauterkrankung)
- HIV-Infektionen
- Neutropenie (Verminderung bestimmter weißer Blutzellen)

Erschrecken Sie aber bitte nicht, dass hier als Ursache auch recht schwerwiegende

Erkrankungen aufgelistet sind. In den allermeisten Fällen steckt bei Aphten eine viel einfachere Ursache dahinter. Und sei es nur, dass Ihre Mundschleimhaut die aktuelle Zahnpasta-Marke partout nicht mag.

Nehmen wir zum Beispiel einmal das Morbus Behçet. Dies ist eine Art rheumatische Erkrankung. Dabei greift das eigene Immunsystem die ganz kleinen Blutgefäße im Bereich der Haut, der Schleimhäute und der Augen an. Etwa 98% der Morbus Behçet-Betroffenen haben auch mit Aphten zu kämpfen. Deshalb ist es in der Theorie möglich, dass diese Erkrankung hinter den Aphten stehen KÖNNTE.

Es gibt Krankheiten die recht häufig vorkommen, andere sind selten - und manche Erkrankungen sind extrem selten. Und dazu gehört das Morbus Behçet. In Deutschland ist etwa einer von 100.000 Menschen betroffen [5]. Das bedeutet, die Chance das Sie Morbus Behçet haben, liegt bei 0,001%. Oder anders gesagt: Die Chance ist 99,999% das Sie kein Morbus Behçet haben.

Wenn Sie sich also über das Thema Aphten beispielsweise im Internet belesen, dann werden dort auch häufig recht schwerwiegende Erkrankungen als Ursache genannt. Allerdings sollten Sie sich davon nicht gleich verrückt machen lassen. Um sicher zu gehen, können Sie auch bestimmte Erkrankungen von Ihrem Arzt ausschließen lassen.

Es gibt jedoch bestimmte Erkrankungen, bei denen es viel wahrscheinlicher ist, dass sie Aphten verursachen. Darunter fallen vor allem Erkrankungen, die mit dem Darm zusammenhängen, zum Beispiel eine Glutenunverträglichkeit oder auch chronische Entzündungen des Darms. Auch in der wissenschaftlichen Leitlinie zu Aphten wird darauf hingewiesen, dass Darmprobleme sehr häufig die Ursache für Aphten sind [6].

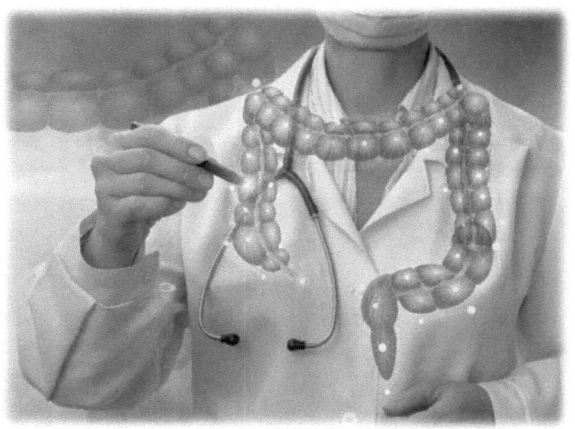

Doch wie kommt es, dass der Darm für die Aphten verantwortlich sein soll? Schließlich liegen Mund und Darm sehr weit voneinander entfernt. Dieser Zusammenhang ist aber ganz einfach zu erklären, denn über 80% unseres Immunsystems liegen im Darm! Ist der Darm angeschlagen, dann geht es dem Immunsystem nicht gut. Und das öffnet Tür und Tor für Bakterien, Viren und andere unerwünschte Eindringlinge.

Jetzt könnte man natürlich direkt auf die Idee kommen, dass man die Bakterien oder Viren im Mund einfach mit Antibiotika oder Virostatika ausschaltet. Problem Nr. 1: Man weiß gar nicht, gegen welche Bakterien oder Viren man vorgehen soll. Denn es ist bis jetzt noch gar nicht klar, welche Bakterien- oder Virenart zu Aphten führt. Und ein Antibiotikum gegen ALLE schädlichen Bakterien gibt es natürlich nicht.

Problem Nr. 2: Man würde mit einem Antibiotikum oder Virostatikum nur kurzfristige Erfolge erzielen. Denn wir sind ständig von Viren und Bakterien umgeben. Die nächste Aphte würde also nicht lange auf sich warten lassen. Als Dank für die Antibiotika-Kur darf man sich dann aber mit heftigen Darm- und Verdauungs-problemen herumschlagen.

In bestimmten Fällen können Antibiotika sehr wichtig sein und sogar Leben retten. Aber die Vorteile überwiegen nur, wenn man sie selten und nur im Notfall einsetzt. Ansonsten richtet das Antibiotikum mehr Schaden an als es Nutzen bringt.

Und ist der Darm erst einmal geschwächt durch das Antibiotikum, dann wirkt sich das natürlich überhaupt nicht gut auf das Immunsystem aus. Deshalb sollte man auf keinen Fall die Aphten mit einem Antibiotikum oder ähnlichem behandeln.

Es gibt aber noch einen sehr interessanten Aspekt über die Entstehung von Aphten: Raucher sind bedeutend seltener davon betroffen als Nichtraucher. Als eine Ursache dafür wird die Verhornung der Schleimhaut angesehen [7]. Deshalb klagen viele ehemalige Raucher über neue Aphten, nachdem sie mit dem Rauchen aufgehört haben.

Natürlich sollen Sie jetzt nicht mit dem Rauchen anfangen (oder weitermachen), nur um die Aphten loszuwerden. Denn es gibt ja bedeutend bessere Mittel, die unserem Körper weit weniger Schaden zufügen.

3   SOS-Medizin: Was kann man tun, wenn die Aphte da ist

Die Auswahl an Mittelchen gegen Aphten ist fast grenzenlos. Doch jeder Mensch ist vollkommen einzigartig und deshalb gibt es auch nicht ein einziges Mittel, dass bei allen Aphten-Betroffenen gleich gut hilft. Da muss man einfach ausprobieren und herausfinden, was am besten wirkt.

Doch eines sollte man sich dabei immer bewusst machen: Mit dem Betupfen der Aphte rennt man dem Problem immer nur hinterher. Die Aphte entsteht… man tupft etwas drauf…die Aphte heilt ab… aber gleichzeitig sind schon wieder zwei neue Aphten entstanden.

Und bei den neuen Aphten beginnt dann das gleiche Spielchen von vorn. Und eins ist sicher: Sie können dieses Spiel gegen die Aphten nicht gewinnen, denn die Aphten sind Ihnen nämlich immer einen Schritt voraus.

Die ganzen Cremes, Salben und Tinkturen haben einen riesigen Nachteil: Sie behandeln nur die oberflächlichen Symptome. Bei so einer Herangehensweise schaut man immer nur auf das Symptom, also auf die Aphte, aber beschäftigt sich dabei gar nicht mit der eigentlichen Ursache.

Und die Frage nach der Ursache ist eigentlich ganz leicht: Was in meinem Körper oder in meinem Lebensumfeld führt dazu, dass ich immer wieder Aphten im Mund habe? Die Antwort darauf liegt zwar meist nicht sofort auf der Hand. Mit der Frage nach der Ursache werden wir uns aber in *Kapitel* 4 eingehender beschäftigen.

Ob die einzelnen SOS-Mittelchen wirklich helfen, ist meist gar nicht so richtig klar. Vielleicht wäre die Aphte auch ohne etwas draufzuschmieren abgeheilt. Scherzhaft könnte man auch sagen: Mit Medikamenten klingen die Aphten in 7 Tagen ab, ohne Medikamente dauert es eine Woche!

Aber es steckt natürlich auch noch ein psychologischer Effekt dahinter. Wenn man etwas auf die Aphte aufträgt, dann hat man natürlich das Gefühl, etwas aktiv gegen den Schmerz zu tun. Man hält also gefühlt das Zepter in der Hand, auch wenn manche Mittelchen vielleicht überhaupt nicht wirken. Wenn man dagegen gar nichts machen würde, dann fühlt man sich dem Schmerz irgendwie ausgeliefert und das ist dann auch nicht so toll.

Was aber auf jeden Fall beim Abklingen der Aphte hilft, ist der Verzicht auf reizende Nahrungsmittel. Wenn Sie eine frische Aphte haben und daraufhin eine Zitrone essen, dann wissen Sie, was ich meine. Der Schmerz ist übrigens kein Zeichen dafür, dass man die Aphte „ausbrennt" oder desinfiziert, sondern die schmerzende Stelle wird einfach nur gereizt ohne einen Nutzen.

Man würde ja auch nicht auf die Idee kommen, eine frische Wunde auf der Haut mit Zitronensaft zu behandeln, damit die Wunde „ausgebrannt" wird. Doch manche Irrtümer halten sich leider hartnäckig. Zu den reizenden Nahrungsmitteln zählen zum Beispiel

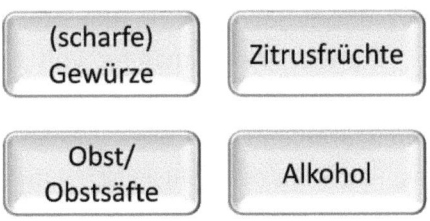

Auch beim Zähneputzen sollte man vorsichtig sein, damit man die verletzten Stellen nicht durch ruckartige Bewegungen noch mehr reizt. Manchmal werden zum Abtöten der Bakterien auch Mundspülungen empfohlen, die zum Beispiel Chlorhexidin enthalten. Der Vorteil der Mundspülungen ist aber auch gleichzeitig ihr größter Nachteil: Es tötet Bakterien ab. Leider werden wahllos alle Bakterien abgetötet, die „bösen" wie auch die „guten". Deshalb rate ich von einem längeren Gebrauch der Mundspülungen dringend ab, denn dadurch verändert sich das Bakteriengleichgewicht im Mund. Es wird die natürliche Abwehrschicht gestört und bakterielle Eindringlinge haben es dann leichter, Chaos im Mund anzurichten.

Abzuraten ist auch unbedingt von kortison-beziehungsweise kortikoidhaltigen Gels, Pasten oder Spülungen. Das Kortison ist eine Gruppe von Steroidhormonen, die in der Nebenniere gebildet werden. Die Einnahme von Kortison führt regelmäßig zu weiteren Gesundheitsproblemen wie Osteoporose, Diabetes, Fettsucht oder Muskelschwund.

Hier würde man also mit Kanonen auf Spatzen schießen. Die Aphten sind Sie nach der Kortisonbehandlung natürlich trotzdem nicht los, denn es ist ja nur eine Symptombehandlung. Dafür dürfen Sie sich neben den Aphten sogar noch über eine weitere Erkrankung freuen.

Es gibt aber auch Salben oder Gels gegen Aphten, deren Nebenwirkungen nicht so verheerend sind wie das Kortison. Die Idee hinter den meisten Mittelchen ist, dass der Mundraum desinfiziert wird, die Entzündung zurückgeht und der Schmerz gestillt wird.

Ein Mittel, dass bei vielen Aphten-Betroffenen gut anschlägt ist „**Albothyl**". Dieses Präparat wirkt auf zwei Arten: Es verhindert das weitere Ausbreiten von Bakterien an der Stelle und es regt die schnellere Wundheilung an. Dieses Mittel ist recht teuer, jedoch lassen sich mit Hilfe eines Apothekers oder einer Onlinesuche durchaus preisgünstigere Alternativen finden.

Aber auch Mundspülungen mit **Salz** haben sich in der Vergangenheit als sehr hilfreich erwiesen. Eine weitere preiswerte Alternative ist das Mittel „**Kamillosan**" mit dem Wirkstoff der Kamillenblüte. Zum Auftragen der verschiedenen Mittelchen eignet sich ein **Wattestäbchen**.

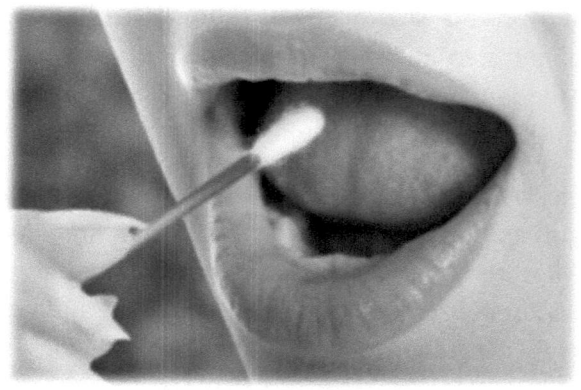

Der Arzneimarkt ist voll mit den verschiedensten Salben, Cremes, Haftpads oder Tinkturen gegen Aphten. Denn es gibt enorm viele Betroffene und außerdem lässt sich hervorragend Geld verdienen mit Beschwerden, die immer wieder kommen. Damit Sie sich aber langfristig von Ihren Aphten verabschieden können, steigen wir jetzt ein in die Ursachenforschung und packen das Problem direkt an der Wurzel.

4   Therapiemöglichkeiten

Wir haben gesehen, dass es viele Mittelchen gibt, damit die Aphte schneller abheilt. Doch damit läuft man dem Problem ja immer nur hinterher. Man wird immer erst aktiv, wenn die Aphte schon da ist. Durch bestimmte Mittel heilt sie zwar schneller ab, aber man hat trotzdem weiterhin ständig mit Aphten und den entsprechenden Schmerzen beim Essen, Trinken oder beim Sprechen zu kämpfen.

Viel besser ist es, dafür zu sorgen, dass die Aphten erst gar nicht entstehen. Dann braucht man auch die ganzen Mittelchen gegen Aphten nicht mehr und die Schmerzen ist man ebenfalls los. Wir verschieben unseren Fokus also weg von den Symptomen (immer nur die Schmerzen zu behandeln) und gehen hin zu den Ursachen.

Es hat sich nämlich in der Vergangenheit gezeigt, dass es bestimmte Auslöser gibt, die bei vielen Menschen immer wieder zu Aphten führen. Und diese typischen Auslöser schauen wir uns im Folgenden näher an.

Der Körper und besonders das Immunsystem werden tagtäglich von vielen Faktoren beeinflusst. Es kann also sein, dass nicht nur eine Ursache die Aphten auslöst, sondern das mehrere Dinge gleichzeitig zusammenkommen. Wenn man also zum Beispiel unter Stress leidet, so mag der Körper das noch gut wegstecken. Kommt dann aber noch Schlafmangel oder eine schlechte Ernährung hinzu, dann ist das Immunsystem geschwächt und die Bakterien oder Viren haben leichtes Spiel.

4.1 Das Immunsystem – Unser bester Freund im Kampf gegen die Aphten

Warum Aphten überhaupt entstehen, ist ja noch nicht ganz eindeutig erforscht. Aber es ist sehr wahrscheinlich, dass ein paar kleine, ungewollte Eindringlinge dahinterstecken. Entweder sind es Bakterien oder Viren. Und unsere einzige Abwehr gegen diese Feinde ist unser Immunsystem. Und das ist ein ganz wichtiger Punkt in der Aphten-Therapie: Unser Immunsystem ist die einzige Abwehr gegen Eindringlinge.

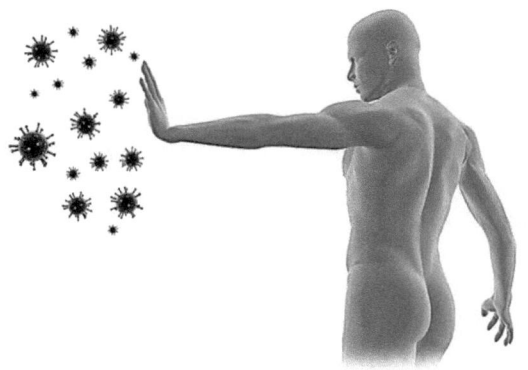

Dieses Abwehrsystem wurde über die vielen Jahrtausende der Menschheitsgeschichte perfekt geschult, um uns gegen jegliche Art von Eindringlingen zu schützen. Doch auch unser Immunsystem hat eine Belastungsgrenze.

Ist das Immunsystem durch andere Eindringlinge abgelenkt oder ist es durch Überlastung des Körpers geschwächt, dann breiten sich Krankheiten aus, die durch Viren oder Bakterien verursacht werden - und dazu zählen eben auch die Aphten.

Jetzt könnte man auf die Idee kommen und gar nicht mehr an die frische Luft gehen, damit man sein Immunsystem schont. Doch damit tut man sich gar keinen Gefallen und die erhoffte Wirkung schlägt ins Gegenteil um. Das Immunsystem möchte ständig gefordert und gestärkt werden, damit es fit bleibt. Es sollte jedoch nicht <u>überfordert</u> werden.

Das kann man sich ähnlich wie bei einem Muskel vorstellen. Wenn man ihn trainiert und ihm ausreichend Erholung gibt, dann wird er immer stärker. Trainieren wir dagegen jeden Tag zum Beispiel nur den Bizeps ohne eine Pause, dann ist der Muskel irgendwann völlig überfordert und man schafft es kaum noch ein Glas Wasser anzuheben. Durch das Übertraining wird der Muskel einfach nur müde und überfordert.

Es gilt also, das richtige Maß zu finden, mit dem das Immunsystem trainiert wird. Dabei ist aber weder eine Unterforderung noch eine Überforderung hilfreich. Die Wahrheit liegt wie so oft auch hier in der goldenen Mitte!

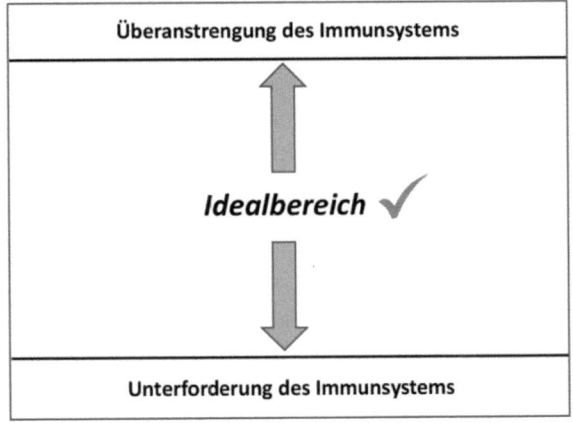

Wie das Immunsystem über sich hinauswachsen kann, habe ich bei meiner Zeit in der Bundeswehr erlebt. Schon in der Kindheit und als Jugendlicher lag ich oft zwei- bis dreimal im Jahr mit einer Erkältung krank im Bett. Als ich dann zur Bundeswehr gegangen bin, hatte ich total Angst, dass ich dort ständig erkältet sein werde.

Denn wir waren jeden Tag draußen von früh bis spät und das im Winter mitten im Gebirge bei Temperaturen um die -10°C bis -20°C. Was noch erschwerend hinzu kam war, dass wir keinen Schal oder ähnliches tragen durften, um den Hals zu schützen. Und gerade Halsschmerzen waren immer wieder das erste Zeichen bei mir, dass eine Grippe im Anmarsch ist.

Umso verblüffter war ich, dass ich während der 9-monatigen Bundeswehrzeit komplett gesund geblieben bin. Egal ob es geregnet hat, ob wir bei Minusgraden die ganze Zeit draußen gefroren haben - eine Erkältung hatte keine Chance. Mein Immunsystem war zu dieser Zeit so gut trainiert, dass es sehr vielen Umwelteinflüssen problemlos die Stirn bieten konnte.

Und an diesem Punkt habe ich gemerkt, dass ein Immunsystem nicht einfach „stark" oder „schwach" ist, sondern dass selbst ein schwaches Immunsystem richtig stark werden kann, wenn man es richtig trainiert!

Nach der Bundeswehrzeit begann dann für mich das Studium. Das hieß, viel drinnen sitzen und kaum noch Bewegung an der frischen Luft. Und es dauerte kaum ein halbes Jahr, da kamen die Erkältungen zurück. Inzwischen habe ich einen guten Mittelweg für mich gefunden: Trotz Büroarbeit gehe ich fast jeden Tag mehr als 30 Minuten an der frischen Luft spazieren. Bei Wind und Wetter. Damit ist mein Immunsystem gut trainiert und mich erwischt es zum Glück kaum noch mit einer Erkältung. Es war jedoch ein langer Weg, um herauszufinden, was dem eigenen Immunsystem so richtig guttut. Es ist aber wichtig, dass man etwas findet, was dem Immunsystem hilft und was man aber auch gerne macht, denn sonst hält man es auf lange Zeit nicht durch.

Es gibt viele Möglichkeiten, wie man das Immunsystem positiv beeinflussen kann:

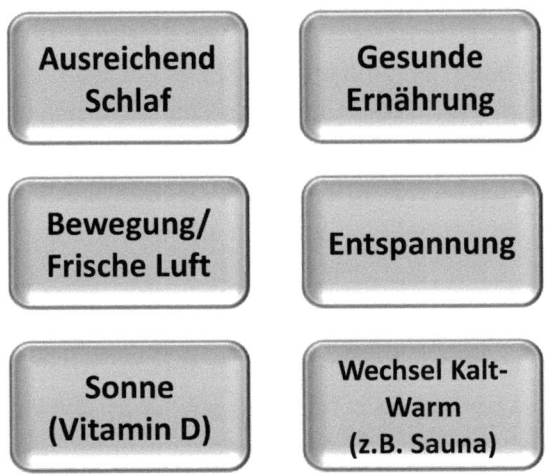

Das Immunsystem lässt sich generell auf zwei Arten unterstützen: Entweder durch Erholung und Regeneration oder durch Training, ähnlich wie ein Sportler für den Wettkampf trainiert.

Wenn bei Ihnen die Aphten öfter in stressigen Phasen kommen, dann ist es wichtig, einen Gang herunterzuschalten und vor allem genügend zu schlafen. Denn nur im Schlaf hat der Körper die Möglichkeit, sich um die Regeneration zu kümmern. Tagsüber braucht er fast seine gesamte Energie für die alltäglichen Aufgaben.

Auch das Gehirn ist am Tage sehr aktiv und muss viele Informationen verarbeiten. Nachts dagegen bekommen wir keine Reize über die Augen vermittelt und der gesamte Körper ist in einer ruhigen Position. Jetzt hat der Körper Zeit, das nachzuholen, was er tagsüber nicht schafft — er kann reparieren und sich erholen.

Und diese Erholung benötigt vor allem das Immunsystem. Es muss tagsüber ständig gegen neue Eindringlinge kämpfen und es muss sich gleichzeitig mit den Viren und Bakterien beschäftigen, die wir bereits in uns haben. Kommt der Körper auch mal länger zur Ruhe und gönnt man ihm viel Schlaf, dann kann das

Immunsystem mal richtig Ordnung schaffen und Kraft tanken. Das heißt jedoch nicht, dass man nur allein mit ausschlafen die Aphten besiegt. Dazu spielen auch noch andere Dinge eine Rolle. Aber Schlaf ist ein wichtiger Baustein, um das Immunsystem zu unterstützen.

Viele Betroffene berichten immer wieder, dass bei ihnen die Aphten auftreten, wenn gerade ein Infekt oder eine Erkältung im Anmarsch ist. Aphten und Erkältung treten nämlich gern zusammen auf. Und dieser Zusammenhang lässt sich auch sehr gut erklären. Durch die Erkältung ist das Immunsystem abgelenkt. Es muss sehr viel seiner Energie auf die Erkältungsviren verwenden.

Das gibt den Aphten im Mund die Chance, sich rascher auszubreiten. Denn das Immunsystem schafft es nicht, gleich stark an zwei Fronten zu kämpfen. Daran lässt sich wieder gut erkennen, wie eng das Immunsystem und die Entstehung von Aphten zusammenhängen.

Aber nicht nur Erholung ist gut für das Immunsystem, sondern auch ein aktives Training. Ideal zum Trainieren eignet sich alles, was draußen an der frischen Luft stattfindet.

Denn dort wird das Immunsystem gefordert und es wächst mit seinen Aufgaben. Aber auch Sauna oder Infrarot-Wärmekabinen sind ein tolles Trainingsprogramm für unsere Immunabwehr.

In Zeiten, in denen man gesund ist (kein Infekt, keine Erkältung oder ähnliches) sollte man das Immunsystem immer wieder trainieren. Dabei sollten sich Training und Erholung abwechseln. Ist das Immunsystem aber angeschlagen, dann gilt es anstrengende Aktivitäten wie Sauna oder intensiven Sport vorübergehend einzustellen. Denn das würde das Immunsystem nur überfordern. Sanfte Maßnahmen wie Spaziergänge an der frischen Luft sind aber generell gut.

Das Immunsystem speist seine Kraft jedoch nicht aus einer geheimen, übernatürlichen Quelle. Es ist vielmehr auf das angewiesen, was wir ihm tagtäglich an Nährstoffen zuführen. Deshalb hängt die Ernährung sehr eng mit unserer Immunabwehr zusammen. Zur gesunden Ernährung zählt ganz besonders Obst und Gemüse, am besten aus biologischem Anbau. Aber auch ausreichend zu trinken oder beispielsweise die Zufuhr von „gesunden"

Fetten können das Immunsystem positiv beeinflussen.

Ernährt man sich dagegen ständig von Schokolade, Chips oder Cola, dann erhält das Immunsystem kaum ausreichend Nährstoffe, um gegen Eindringlinge vorzugehen. Um die Ernährungsgewohnheiten zu verbessern, kann man sich auch die Hilfe von einem Ernährungsberater holen. Die Kosten dafür werden inzwischen von vielen Krankenkassen übernommen.

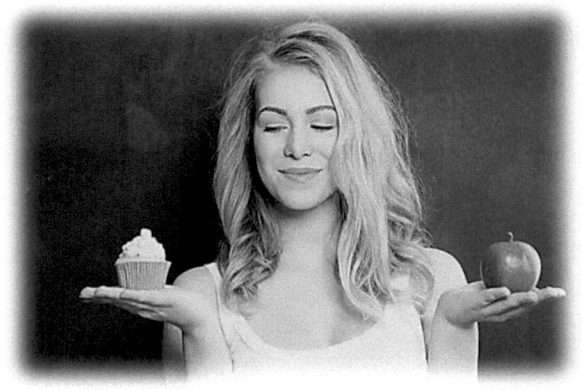

Ernährungstechnisch haben sich die Zeiten jedoch sehr stark gewandelt. Nicht, dass früher alles besser war. Aber es sind inzwischen solche

Dinge wie Laktoseunverträglichkeit oder Glutenintoleranz dazugekommen. Das gab es vor einigen Jahrzehnten kaum. Natürlich waren Unverträglichkeiten auch noch nicht so bekannt und wurden gern mal übersehen. Jedoch hatten die Menschen generell bedeutend weniger Verdauungsprobleme.

Die Entstehung von Nahrungsmittelunverträglichkeiten und Allergien ist vor allem auf unseren modernen Lebensstil zurückzuführen. Dazu zählen neben Bewegungsmangel und ständigem Sitzen auch Konservierungsstoffe, Antibiotika und Schwermetalle. Diese Stoffe setzen unserem Darm enorm zu. Deshalb bedeutet heutzutage eine gesunde Ernährung vor allem auch, dass das die Nahrung verträglich ist.

Nichts ist schlimmer, als sich „gesund" zu ernähren, obwohl man einige der gesunden Sachen überhaupt nicht verträgt. Beim Thema Aphten ist der Darm mindestens genauso wichtig, wie das Immunsystem. Denn das Immunsystem ist Teil des Darms und beide beeinflussen sich gegnseitig. Deshalb widmen wir uns dem Darm nochmal eingehender in *Kapitel 4.3*.

Neben einer gesunden Ernährung kann das Immunsystem aber auch über bestimmte Nahrungsergänzungsmittel unterstützt werden. Dazu zählen insbesondere Vitamin C und Zink. Das Vitamin C hat sich als Freund des Immunsystems schon einen großen Namen gemacht. Unbekannter ist dagegen, dass auch Zink das Immunsystem sehr gut unterstützen kann. Generell ist Zink an sehr vielen Enzymprozesse im Körper beteiligt.

Die gute Wirkung von Vitamin C oder Zink lässt sich noch einmal verstärken, wenn man beides zusammen einnimmt. Beide unterstützen sich gegenseitig und werden deshalb als "Co-Faktoren" bezeichnet. Da manche Nahrungsmittel die Aufnahme im Darm verhindern können, empfiehlt es sich, das Vitamin C und Zink am Abend etwa eine Stunde vor dem Schlafen einzunehmen.

Wir können also festhalten: Nix ist für die Aphten schlimmer als ein starkes, robustes Immunsystem!

4.2 Im Mund geht's rund

Aphten kommen fast nur im Mund vor. Deshalb lohnt sich ein näherer Blick auf alles, was mit dem Mund direkt in Berührung kommt.

Von Betroffenen hört man immer wieder, dass bestimmte **Zahnpasta-Marken** zu Aphten führen. Besonders der Inhaltsstoff **„Natriumlaurylsulfat"** ist das Erste, worauf man achten sollte [8]. Auf Zahnpasta-Verpackungen sind die Inhaltsstoffe immer auf Englisch aufgeführt.

Deshalb kann das Natriumlaurylsulfat auch als „Sodium Lauryl Sulphate" oder „Sodium Dodecyl Sulphate" bezeichnet werden. Auch bei Zahnpasta-Tests bekommt ein Produkt Punktabzug, wenn es Natriumlaurylsulfat enthält, da es generell die Schleimhäute reizt.

Natürlich kann man schönere Dinge in der Freizeit tun, als Zahnpasta-Verpackungen auf bestimmte Inhaltsstoffe zu untersuchen. Besonders die chemischen Begriffe sind meist so sperrig, dass man davon einen Knoten in der Zunge oder eine neue Aphte bekommt. Aber der Aufwand lohnt sich. Denn hat man einmal eine Zahnpasta-Marke gefunden, die keine Aphten mehr entstehen lässt, dann muss man sich um die Inhaltsstoffe oder die schwerfälligen Begriffe in Zukunft nicht mehr kümmern.

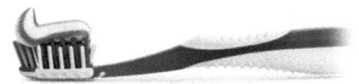

Als Alternative für eine Zahncreme ohne Natriumlaurylsulfat wird häufig die Sole-Zahncreme von „Weleda" genannt. Denn neben dem Natriumlaurylsulfat ist sie auch noch frei von Formaldehyd, Triclosan, PEG und halogen-organischen Verbindungen. Bei Aphten ist es generell sehr empfehlenswert, so wenig reizende Stoffe wie möglich in der Zahnpasta zu haben.

Bei mir war es ebenfalls die Zahnpasta. Ich habe irgendwann festgestellt, dass bestimmte Zahnpasta-Marken Aphten hervorrufen. Was für mich gut funktioniert, ist die Zahnpasta von „Colgate Dentagard Original". Das überraschende ist, dass diese Zahnpasta sowohl Natriumlaurylsulfat als auch einige andere Inhaltsstoffe enthält, die nicht unbedingt in einer Zahnpasta drin sein sollten. Aber es funktioniert. Deshalb empfehle ich als eine der ersten Maßnahmen bei Aphten, die Zahnpasta zu wechseln und notfalls mehrere Zahnpasta-Marken durchzuprobieren.

Wer anfällig für Aphten ist, der sollte grundsätzlich **nach dem Zähneputzen den Mund gut ausspülen.** Neben dem Zähneputzen verwenden manche Betroffene zusätzlich noch eine Mundspülung, um alle schlechten Bakterien im Mund zu vernichten. In der Theorie ist es auch so, dass Mundwasser sehr viele Bakterien im Mund abtötet. Doch dieser gut gemeinte Effekt kann auch ganz schnell ins Gegenteil kippen.

Denn durch das Mundwasser sagen auch viele gute Bakterien ade´. Damit wird das natürliche Bakteriengleichgewicht im Mund kräftig durcheinander gebracht und die natürliche Abwehr gegen Eindringlinge funktioniert nicht mehr. Langfristig macht man also das Problem nur noch schlimmer und es kann passieren, dass man dadurch noch mehr Aphten bekommt. Und wir wollen die Aphten ja nicht nur kurzfristig loswerden, sondern im Idealfall für immer!

Auch **kleine Verletzungen im Mund** durch unabsichtliche Bisse, Zahnspangen oder schlechtsitzenden Zahnersatz können zu Aphten führen. Aphten durch Verletzungen erkennt man aber meist daran, dass sie meistens immer wieder an den gleichen Stellen auftreten.

Kommen die Aphten dagegen häufiger auch im Mundinneren vor, zum Beispiel unter der Zunge, dann sind Bissverletzungen oder Zahnspangen nicht daran schuld. Ebenso kann auch eine **zu harte Zahnbürste** zu ständigen Verletzungen im Mund führen.

Wie schon erwähnt, kann auch **länger stehendes Geschirr** ein Auslöser sein. Auch hier findet sich die Antwort wieder auf der ganz kleinen Ebene der Bakterien. Wenn abgewaschenes Geschirr zum Abtropfen lange steht, dann können sich in der feuchten Umgebung die Bakterien hervorragend vermehren.

Das wäre an sich noch nicht allzu dramatisch, denn Bakterien haben wir ja überall. Wenn sich diese Bakterien allerdings an Tellern, Messern oder Löffeln befinden, dann gelangen sie beim nächsten Essen direkt in den Mund. Deshalb sollte Geschirr zügig nach dem Abwasch abgetrocknet beziehungsweise der Geschirrspüler ausgeräumt werden.

Es gibt aber noch weitere Einflüsse auf den Mundbereich. Dazu zählt zum Beispiel **gewachste Zahnseide**. Natürliche Wachse sind bei Zahnseiden leider sehr selten zu finden. Stattdessen werden häufig bedenkliche Inhaltsstoffe wie „Cera Microcristallina" verwendet.

Dies ist ein Paraffinwachs, das aus billigem Erdöl hergestellt wird. Dieses Wachs findet sich zum Beispiel auch in Kosmetika und wird regelmäßig von Testinstituten als sehr bedenklich eingestuft [9]. Da die Mundschleimhaut sehr empfindlich ist, kann es hier natürlich besonders schnell zu Problemen kommen.

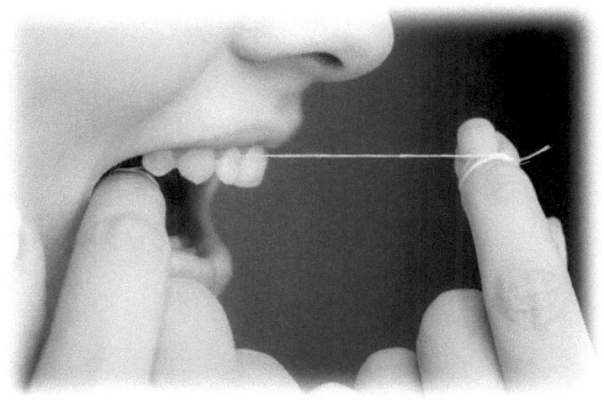

Alternativ gibt es aber auch Zahnseide komplett ohne Wachs. Oder man lässt die Zahnseide mal für eine bestimmte Zeit weg und schaut, ob sich die Aphten dadurch deutlich bessern.

Aber auch das Schlafverhalten kann einen Einfluss haben. Wenn nachts **beim Schlafen der Mund ständig offen steht**, dann wird die Mundschleimhaut recht schnell trocken. Dieses Umfeld lieben die krankmachenden Bakterien und sie vermehren sich rasant. Gleichzeitig ist die natürliche Abwehr durch den ausgetrockneten Mund nicht mehr voll einsatzfähig. Insbesondere in trockenen

Schlafzimmern können die Probleme verstärkt auftreten.

Manch ein Betroffener hat auch schon berichtet, dass **schwimmen im Schwimmbad** der Grund für die Aphten war. Das liegt vor allem an dem Chlor, welches im Schwimmbad zugesetzt wird. Beim Schwimmen kommt natürlich immer mal wieder etwas Wasser in den Mund – und damit hat die Mundschleimhaut automatisch auch Kontakt zum Chlor.

Aber auch regelmäßiges **kauen an den Fingernägeln oder an Stiften** kann unter Umständen die Aphten verursachen. Unsere Hände sind alltäglich mit sehr vielen Dingen in Kontakt. Sei es die Türklinke beim Türöffnen, die Tastatur oder der Händedruck bei der Begrüßung. Deshalb befinden sich sehr viele Bakterien an den Händen.

Das ist an sich noch nicht sehr dramatisch, denn diese Fremdlinge befinden sich außerhalb unseres Körpers und können dort keinen großen Schaden anrichten. Gelangen diese Bakterien aber durch das Fingernagel-kauen in den Mund, dann befinden sie sich plötzlich im Körper und können dort für vielerlei Probleme sorgen.

Deshalb kann auch regelmäßiges kauen an Fingernägeln oder an Stiften die Aphten auslösen.

4.3 Volle Verdauung voraus - Warum ein kranker Darm zu Aphten führen kann

Ganz eng mit dem Immunsystem hängt die Gesundheit des Darms zusammen. Forscher haben herausgefunden, dass sich allein in unserem Darm etwa 70-80% des gesamten Immunsystems befinden [10]. Genauer gesagt bildet der Darm Zellen, die zur Abwehr von Feinden benötigt werden. Diese Immunabwehr ist dann aber nicht nur auf den Darm beschränkt, sondern sie ist Teil des gesamten Immunsystems.

Durch diesen engen Zusammenhang von Darm und Immunsystem lässt sich also ganz leicht erkennen: Ist der Darm angeschlagen, dann geht es auch dem Immunsystem schlecht. Wer ein starkes Immunsystem haben möchte, der muss sich ganz besonders um seine Darmgesundheit kümmern. Und ein gut funktionierendes Immunsystem brauchen wir ja so dringend, damit der Körper sich gegen die Aphten wehren kann.

Unser Darm ist ständig unter Beschuss und es gibt sehr viele Faktoren, die dazu führen können, dass die Darmgesundheit ins Wanken gerät. Sei es durch Antibiotika-Therapien, einseitige Ernährung, eine Schwermetallbelastung, Medikamente, Alkohol, Viren, Würmer oder beispielsweise eine Schwäche der Bauchspeicheldrüse. All diese Faktoren wirken sich negativ auf die Schleimhaut, die Darmbakterien oder auf das Immunsystem im Darm aus.

Ob der Darm angeschlagen ist, lässt sich über verschiedene Wege feststellen. Natürlich merkt man es häufig an Verdauungsproblemen wie Durchfall, ständigen Blähungen, Verstopfung oder Bauchschmerzen. Doch nicht immer sind die Symptome so eindeutig oder lassen sich gleich dem Darm zuordnen.

Es gibt aber trotzdem einen Weg ganz genau herauszufinden, wie es um die eigene Darmgesundheit bestellt ist. Und hier kommen moderne Laborwerte ins Spiel.

Dazu wird einfach eine Stuhlprobe in ein Labor eingeschickt. Eine Stuhluntersuchung kann man zum Beispiel bei einem Arzt oder einem Heilpraktiker durchführen lassen. Entscheidend ist dabei aber, dass die **richtigen** Laborwerte gemessen werden. Denn nur, wenn man mehrere Werte analysiert, ergibt sich ein Gesamtbild des Darms. Für eine Stuhlanalyse empfehle ich deshalb die folgenden Werte:

sIgA
(Immunsystem im Darm)

Darmbakterien

Alpha-1 Antitrypsin
(zeigt, ob eine Entzündung vorliegt)

Zonulin
(Durchlässigkeit des Darms)

Calprotectin
(Ein weiterer Entzündungswert)

pH-Wert
im Darm

Candida und Pilze

Das Ganze ist für die Patienten auch total einfach, denn das Labor kann anhand von nur einer einzigen Stuhlprobe alle Werte mit einmal analysieren. Es müssen also nicht mehrere Stuhlproben eingeschickt werden.

Wenn man unter Verdauungsproblemen leidet oder durch die Stuhlprobe sichtbar wird, dass es dem Darm nicht gut geht, dann kann man sehr viel dagegen machen. Allerdings gibt es keine allgemeingültige Therapie nach dem Motto „Bei Verdauungsproblemen nehmen Sie immer Medikament xy".

Sondern es kommt viel mehr auf das genaue Ergebnis der Stuhlprobe an. Bei einer Entzündung geht man ganz anders vor als bei Candida-Pilzen oder bei einem geschwächten Darm-Immunsystem.

Und auch für den Darm gilt: Alles hängt miteinander zusammen. Wenn Sie also beispielsweise Darmpilze oder einen Mangel an Darmbakterien haben, dann hat dies indirekt Einfluss auf das Immunsystem im Darm. Und davon hängt ihr gesamtes Immunsystem im Körper ab. Und von ihrem Immunsystem wiederum hängt die Entstehung der Aphten ab.

Wer sich näher mit Verdauungs- und Darmproblemen beschäftigen möchte oder beschäftigen muss: In meinen Büchern

„Reizdarm" und „Leaky Gut" habe ich sehr detailliert beschrieben, wie sich der Darm Schritt-für-Schritt wieder aufbauen lässt - inklusive vieler Tipps, wie das sehr kostengünstig geht oder wie man sogar Geld für die Behandlung zurückerstattet bekommt.

4.4 Gefährliche Nahrungsmittel

Neben einem schwachen Immunsystem oder Stress kann es aber auch ganz naheliegende Gründe für die Entstehung von Aphten geben. In vielen Fällen ist es ein ganz bestimmtes Nahrungsmittel, das nicht vertragen wird.

Die Erfahrung hat gezeigt, dass es einige Lebensmittel gibt, die bei vielen Betroffenen immer wieder Probleme machen. Die folgenden Nahrungsmittel sind geradezu berühmt geworden im Zusammenhang mit Aphten:

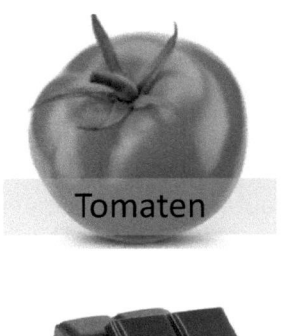
Tomaten

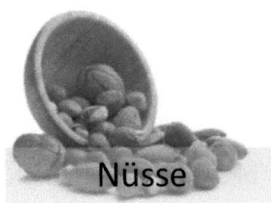
Nüsse

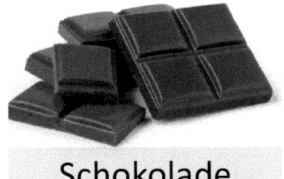
Schokolade

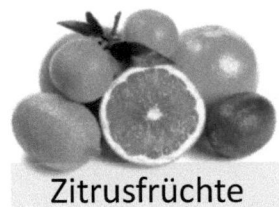
Zitrusfrüchte

Deshalb lohnt es sich, einmal darauf zu achten, ob diese Nahrungsmittel bei Ihnen für die Aphten verantwortlich sein könnten. Am besten eignet sich dazu eine Eliminationsdiät. Dazu lässt man das entsprechende Nahrungsmittel (oder auch mehrere) für eine gewisse Zeit weg und beobachtet, ob weiterhin viele Aphten entstehen.

Wird die Anzahl der Aphten deutlich weniger oder sind sie sogar ganz weg, dann ist wahrscheinlich dieses Nahrungsmittel der Auslöser.

Eventuell kann eine Allergie gegen bestimmte Nahrungsmittel der Grund sein. Dies kann am besten von einem Hautarzt oder einem Allergologen überprüft werden. Er testet dabei auf die häufigsten Allergien sowie auch auf Kreuzallergien mit bestimmten Blüten und Pollen. Diese Ergebnisse sind sehr zuverlässig und man weiß für die Zukunft, welche Nahrungsmittel man meiden sollte.

Dass manche Nahrungsmittel die Aphten entstehen lassen, liegt aber auch daran, dass Nahrungsmittel beim Essen immer wieder direkten Kontakt zum Mund haben. Durch diese direkte Berührung genügen manchmal schon kleine Mengen, um die Mundschleimhaut zu reizen.

Insbesondere Nüsse und Tomaten sind gern in Fertigproduckten versteckt. Zum Beispiel können Nüsse in Kuchen oder Nuss-Schokolade vorkommen. Tomaten finden sich in verarbeiteter Form zum Beispiel in Ketchup, Nudelsoßen oder Fertiggerichten.

Darüber hinaus kann aber auch ein **histamin- oder glutenhaltiges Nahrungsmittel** die Aphten blühen lassen. Gluten ist recht einfach zu erkennen. Es ist ein Klebereiweiß und kommt in bestimmten Getreidesorten vor, wie zum Beispiel im Weizen, Roggen, Gerste oder Dinkel. Und natürlich ist es in allem enthalten, was daraus hergestellt wird, wie zum Beispiel Mehl und Teigwaren.

Ob eine Glutenunverträglichkeit vorliegt, lässt sich auch über Blutwerte herausfinden. Dazu werden die drei Werte „Transglutaminase-IgA", „Endomysium-IgA" sowie das „Gesamt-IgA" gemessen. Der Test sagt dann aus, ob das Immunsystem auf Gluten reagiert.

Es kann aber auch sein, dass man auf Gluten reagiert, weil es heutzutage so extrem überzüchtet ist und vielen Produkten zusätzlich Gluten beigemischt wird. Deshalb ist ein Verzicht auf Gluten-Produkte für eine bestimmte Zeit die sicherste Möglichkeit um zu sehen, ob es zu Aphten führt.

Es ist nicht allzu schwer, für eine gewisse Zeit einmal glutenfrei zu leben und zu sehen, ob die Aphten vielleicht dadurch entstehen. Denn glutenhaltige Nahrungsmittel erkennt man recht gut.

Schwieriger wird es dagegen beim Thema **Histamin**. In Lebensmitteln entsteht Histamin durch den bakteriellen Abbau der Aminosäure Histidin. Das Histamin existiert aber auch in unserem Körper, ohne dass es von außen zugeführt wurde. Doch welche Lebensmittel enthalten nun besonders viel Histamin?

Diese Frage ist gar nicht so einfach zu beantworten. Nehmen wir zum Beispiel einmal Fisch. Kurz nach dem Fang enthält Fisch so gut wie gar kein Histamin. Doch Fisch verdirbt recht schnell. Und bei diesem Abbauprozess kann innerhalb kurzer Zeit sehr viel Histamin im Fisch entstehen.

Daneben kommt es aber auch auf die Fischart an: Süßwasserfische enthalten fast kein Histamin, während zum Beispiel Thunfisch sehr viel Histamin aufweist. Und auch die Verarbeitungsmethode ist entscheidend: Wurde der Fisch geräuchert, dann enthält er bedeutend mehr Histamin als ungeräuchert.

Als grobe Faustregel kann man sagen: Histamin findet sich hauptsächlich in leicht verderblichen tierischen Lebensmitteln, die mit entsprechenden Mikroorganismen belastet sind. Aber auch Lebensmittel, die durch Fermentation gewonnen werden wie Käse, Wurst, Sauerkraut, Hefeextrakt, Wein und Bier enthalten viel Histamin.

In langsam reifenden Wurst- und Käsesorten, wie Rohwürsten und Emmentaler, findet man höhere Histaminwerte als beispielsweise in jungem Gouda, da die Mikroorganismen über einen längeren Zeitraum aktiv waren.

Deshalb ist es gar nicht so einfach, histaminhaltige Nahrungsmittel zu erkennen. Da aber das Thema Histaminunverträglichkeit inzwischen sehr weit verbreitet ist, gibt es hilfreiche Apps fürs Handy, auf denen man den Histamingehalt von Nahrungsmitteln herausfinden kann.

Auf dem Handy ist es besonders praktisch, wenn man unterwegs ist, zum Beispiel beim Einkaufen oder im Restaurant. Und obwohl das Thema Histamin nicht ganz einfach ist, lohnt sich ein Versuch, ob durch das Weglassen die Aphten eventuell verschwinden.

Ob eine Histaminintoleranz vorliegt, kann zum Beispiel im Blut gemessen werden. Dazu wird der Wert „DAO" herangezogen. Da dieser Wert aber über den Tag stark schwanken kann, sollte er mindestens zweimal gemessen werden.

Ist er zu niedrig und unter dem Mindestwert, dann liegt wahrscheinlich eine Histamin-unverträglichkeit vor. Am besten ist es aber, wenn man das im Alltag ausprobiert und schaut, wie man auf histaminarme Kost (erstmal nur für eine bestimmte Zeit) reagiert.

Manchmal ist es aber gar nicht das Lebensmittel selbst, was die Aphten verursacht, sondern es sind die äußeren Faktoren. Beispielsweise kann **ungewaschenes Obst** Aphten hervorrufen. Das kann einerseits an den Verschmutzungen liegen, die sich während des Transports und im Supermarkt daran ablagern. Es können aber auch die Spritzmittel sein, die gegen Schädlinge auf das Obst gespritzt werden und natürlich noch an der Schale haften.

4.5 Voll im Stress

Jetzt gehen wir einmal von der körperlichen Ebene weg und hin zur psychischen Ebene. Der Mensch liebt es, Dinge in Kategorien einzuteilen. Und deshalb unterscheiden wir auch die körperliche von der psychischen Ebene. Aber in unserem Körper ist alles ganz eng miteinander verbunden.

Da haben die Nerven jede Sekunde Einfluss auf den Körper und andersherum genauso. Körper und Geist stehen also immer in einer engen Wechselbeziehung zueinander und eine Veränderung auf der einen Ebene kann zu einer Reaktion auf der anderen Ebene führen.

Ein ganz einfaches Beispiel dafür ist das Heben des Armes. Sie müssen zuerst den Gedanken haben „ich möchte meinen Arm heben". Daraufhin wird dieser Impuls über die Nervenbahnen übermittelt und es erfolgt eine körperliche Reaktion.

Selbst wenn Sie den Arm nur aus Reflex zur Abwehr einer Gefahr anheben, haben Sie zuerst über die Augen die Gefahr erkannt. Das Gehirn sendet daraufhin extrem schnell eine Botschaft über die Nerven an den Arm und dieser hebt sich. Ob Sie also bewusst den Arm anheben oder ob es eine unterbewusste, automatische Reaktion ist, spielt keine Rolle. Es ist immer ein Zusammenspiel zwischen Nerven, Gehirn und Körper.

Und der Einfluss der Nerven beschränkt sich auch nicht nur auf die Bewegung unserer Arme oder Beine. Die Nerven haben Einfluss auf Herz und Lunge (Herzrasen und schnelles atmen, wenn man aufgeregt ist), auf das Denken, die Stimmung oder auf die Verdauung. Und natürlich haben die Nerven und Stress einen massiven Einfluss auf das Immunsystem.

Doch "Nerven" und "Immunsystem" sind irgendwie recht abstrakte Begriffe, die man sich schwer vorstellen kann. Organe wie Herz oder Darm sind viel einfacher zu verstehen, da man sie sehen kann und sie eine feste Struktur haben. Doch wie genau beeinflusst nun Stress das Immunsystem?

Im Darm befinden sich mehrere Millionen (!) Nervenzellen. Deshalb wird der Darm auch als zweites Gehirn bezeichnet. Das hat wahrscheinlich schon einmal jeder festgestellt, der vor einer Prüfung oder einem wichtigen

Termin plötzlich ganz eilig auf Toilette musste. Und neben diesen Nervenzellen sitzen auch 70 - 80% der Immunzellen im Darm.

Und jetzt bringen wir diese beiden Dinge zusammen: Sind also die Nervenzellen im Darm sehr angespannt oder gestresst, dann leidet darunter ganz massiv das Immunsystem. Und das Immunsystem ist nun einmal unser bester Freund im Kampf gegen die Aphten. Ist das Immunsystem geschwächt, haben die Aphten leichtes Spiel.

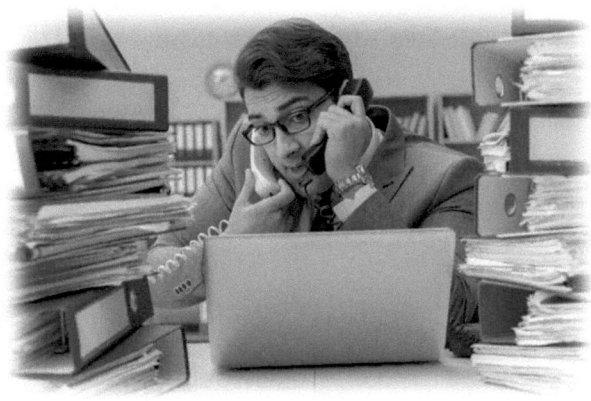

Es gibt viele Aphten-Geplagte, bei denen Stress der entscheidende Faktor ist. Dies stellte sich aber meist erst dann heraus, wenn sich durch irgendwelche äußeren Umstände plötzlich bestimmte Gewohnheiten verändern. Ohne die erzwungene Umstellung merkt man meist gar nicht, wie stressig der Alltag ist.

Um etwas zu ändern, sollte man natürlich zuerst mit den offensichtlichen Dingen anfangen. Was belastet mich ständig? Bin ich tagtäglich abgehetzt? Wie viel Ruhephasen habe ich am Tag? Will man etwas ändern, dann sind aber die Umstellungen meist alles andere als einfach und solche Veränderungen tun weh. Denn häufig sind es ja die geliebten Gewohnheiten, die aufgegeben werden müssten. Und der Mensch ist nun einmal ein Gewohnheitstier.

Aber es ist nicht nur der Manager mit einer 100-Stunden-Woche, der unter Stress leidet. Jeder Mensch erlebt Stress anders. Was manch einen unterfordert, ist für den anderen schon viel zu viel. Entscheidend ist, auf das eigene Bauchgefühl und den eigenen Körper zu hören. Deshalb ist es nicht entscheidend, ob andere Menschen den Lebensstil von Ihnen als stressig einstufen. Sondern entscheidend ist nur, ob Sie ihren eigenen Alltag als Stress empfinden.

Es gibt auch einige Betroffene, bei denen **unregelmäßige Schichtarbeit** zum Ausbruch der Aphten geführt hat. Nach dem Wechsel in einen Job mit geregelten Zeiten und freien Wochenende waren die Aphten wie von Zauberhand verschwunden. Auch solch ein unregelmäßiger Lebensstil kann massiver Stress für den Körper sein. Und genauso belastet auch ein **ständiger Schlafmangel** das Immunsystem sehr.

Alles was Spaß macht und guttut, liebt auch das Immunsystem. Das Erste was man deshalb versuchen sollte ist, dass alltägliche Stresslevel herunterzubringen. Dafür gibt es spezielle Methoden, um den Stress aktiv abzubauen.

Zu diesen Entspannungsmethoden zählen zum Beispiel **autogenes Training, progressive Muskelrelaxation oder Meditation**. Aber auch einfach mal ein paar Minuten Stille am Tag oder ein Spaziergang im Wald können ein wunderbarer Ausgleich sein. Letztendlich ist es wichtig, eine gute Balance zwischen Anspannung und Entspannung zu finden. Sind Sie entspannt und ohne Stress, dann freut sich ihr Immunsystem – und das mögen die Aphten überhaupt nicht!

4.6 Gar nicht so selten: Ein Mangel an Nährstoffen

Es gibt bestimmte Vorgänge in unserem Körper, um die müssen wir uns nicht kümmern. Dazu zählt zum Beispiel der Herzschlag, Atmen oder die Abwehr von Feinden durch das Immunsystem. Im Idealfall funktioniert das alles ganz reibungslos und wir bekommen gar nichts mit. Doch damit diese Prozesse gut funktionieren, ist der Körper auf die regelmäßige Zufuhr von Baustoffen angewiesen.

Tagtäglich findet im Körper ein ständiger Auf- und Abbauprozess statt. Es sterben viele Zellen ab, Neue werden aufgebaut. Und das betrifft jedes Organ, die Nägel, Haare, Haut, Blut...einfach alles! Eine neue Zelle kann aber nicht einfach aus dem Nichts heraus erschaffen werden. Es wird immer entsprechendes Baumaterial benötigt.

Das ist ähnlich wie die Aufbau eines alten Hauses. Möchte man das Haus renovieren, dann benötigt man dafür verschiedene Baustoffe: Ziegelsteine, Zement, Dachschiefer, Dämmwolle, Holzbalken und vieles mehr. Hat man nun zum

Beispiel zu wenig Zement zwischen den Steinen, dann wird die Wand wackelig. Wird dann noch ein weiteres Geschoss auf diese wackelige Wand aufgebaut, ist das gesamte Gebäude instabil. Ein Mangel an der einen Stelle wirkt sich also auf viele andere Stellen aus.

Und genauso verhält es sich in unserem Körper. Damit alles reibungslos funktioniert, braucht der Körper Baustoffe, um die Zellen aufzubauen. Zu diesen Zellen zählen insbesondere auch die Immunzellen, die sämtliche Eindringlinge bekämpfen. Ist zu wenig von dem guten Baustoff im Körper vorhanden, dann können Gesundheitsprobleme und Krankheiten entstehen.

Das Prinzip ist bei dem Aufbau des alten Hauses und dem Aufbau der Zellen das Gleiche. Nur verwendet der Körper als Baustoff eben nicht Steine oder Zement, sondern er benötigt andere Baustoffe. Dazu zählen beispielsweise Mineralstoffe, Vitamine, Spurenelemente oder Proteine. Ein Mangel an Mineralstoffen oder Vitaminen kann dazu führen, dass Prozesse wie die Immunabwehr nicht mehr richtig funktionieren.

Aufgrund dieser Zusammenhänge kann es sein, dass hinter einem Aphten-Problem einfach nur ein Nährstoffmangel steckt. Das Immunsystem ist geschwächt, weil es nicht genügend Baustoffe bekommt zum Aufbau der Immunzellen. Bei Aphten-Problemen spielen vor allem die folgenden Nährstoffe eine wichtige Rolle:

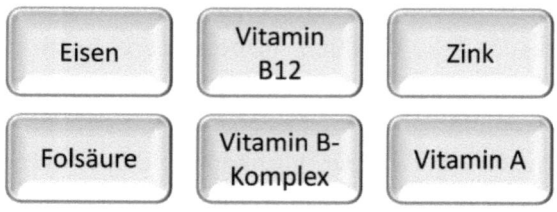

Bevor man mit der Einnahme von Ergänzungsmitteln beginnt, ist es wichtig, erst einmal zu messen, wie hoch oder niedrig die Werte im Moment sind. Denn sonst weiß man ja gar nicht, ob man mit Zink, Folsäure, Vitamin A oder etwas Anderem beginnen sollte. Heutzutage können problemlos alle Vitamine und Mineralstoffe im Blut gemessen werden. Sehr wichtig ist aber darauf zu achten, dass **die Werte im Vollblut und nicht nur im Serum gemessen werden**. Denn nur im Vollblut ist der Laborwert auch wirklich aussagekräftig.

4.7 Hoch und wieder runter: Der Hormonhaushalt

Da Frauen häufiger als Männer an Aphten leiden, kann die Entstehung auch durch Hormone bedingt sein. Schon naturgemäß gibt es bei Frauen größere Hormonschwankungen durch die Menopause, die Schwangerschaft oder den Menstruationszyklus. Hier hilft es einmal zu schauen, ob es vielleicht einen zeitlichen Zusammenhang zur Aphten-entstehung gibt. Allerdings lässt sich an diesen natürlichen Hormonschwankungen leider nicht viel verändern.

Worauf man (oder Frau) jedoch Einfluss hat, sind die künstlichen Hormone. Dazu zählen beispielsweise die Pille oder die Spirale. Hier wäre es auf jeden Fall einen Versuch wert, für eine bestimmte Zeit darauf zu verzichten und dann zu schauen, ob dies Einfluss auf die Aphten hat.

Wenn Sie feststellen, dass die künstlichen Hormone für die Aphten verantwortlich sind, dann können Sie sicher sein, dass dadurch auch noch weitere Prozesse im Körper gestört waren.

Denn die Aphten sind ja immer nur ein Symptom für eine tieferliegende Störung.

5 Überblick

Es gibt sehr viele Gründe, warum sich die blöden Aphten bei uns breitmachen können. Da ist es gar nicht mal so einfach, den Überblick zu behalten. Was war denn nochmal wichtig und wo fange ich denn am besten an?

Wo man nun am besten anfängt, lässt sich nicht für alle Betroffenen verallgemeinern. Es gibt jedoch viele einfache Dinge, mit denen man sofort starten kann: Auf eine weiche Zahnbürste umsteigen, die Zahnpasta-Marke wechseln oder auf ganz bestimmte Nahrungsmittel achten.

Wenn die einfachen, schnellen Maßnahmen nicht weiterhelfen, dann muss man etwas tiefer nachschauen. Das ist zwar meist aufwändiger und es macht auch nicht sonderlich Spaß, aber es lohnt sich. Denn Aphten kommen fast nie einfach so aus heiterem Himmel.

Wenn also ein angeschlagener Darm oder ein geschwächtes Immunsystem dahinterstecken, dann stecken im Körper meistens noch andere gesundheitliche Probleme als nur die Aphten. Die Aphten sind nur der sichtbare Teil einer dahinterliegenden Erkrankung. Sie sind das Symptom und nicht die eigentliche Ursache. Hilft man aber beispielsweise dem Darm oder dem Immunsystem wieder auf die Beine zu kommen, dann lösen sich meist noch deutlich mehr Probleme als nur die Aphten.

Kategorie	Mögliche Ursache	
Nahrungsmittel	Tomaten	✓
	Nüsse	
	Schokolade	
	Zitrusfrüchte	
	Histaminhaltige Nahrungsmittel	
	Glutenhaltige Nahrungsmittel	
	Ungewaschenes Obst	
Immunsystem stärken	Ausreichend Schlaf, frische Luft, Stress reduzieren, Gesunde Ernährung, Viel Bewegung, Vitamin D	✓
Einflüsse auf den Mund	Zahnpasta (ohne Natriumlaurylsulfat)	✓
	Harte Zahnbürste	
	Schlecht sitzende Zahnspange oder Zahnersatz	
	Gewachste Zahnseide	
	Schlafen mit offenem Mund	
	Kauen an Nägeln oder Stiften	
	Länger stehendes Geschirr	

Kategorie	Mögliche Ursache	
Darm	Angeschlagene Darmgesundheit (Messbar über eine Stuhlprobe)	✓
Stress	Ständig stressiger Alltag	✓
	Starke Sorgen und Ängste	
	Schlafmangel	
	Unregelmäßige Schichtarbeit	
Nährstoffmangel	Eisen	✓
	Vitamin B12	
	Zink	
	Generell B-Vitamine	
Hormonhaushalt	Pille, Spirale etc.	✓

6 Schlusswort

Wir haben jetzt also gesehen, dass es enorm viele Ansatzpunkte gibt, um Aphten zu heilen. Es ist aber auch klar, dass es nicht DIE EINE HEILUNG für alle Betroffenen gibt. Jeder muss also für sich selbst herausfinden, was der Auslöser für die Aphten sein kann.

In diesem Buch habe ich versucht, viele Lösungen vorzustellen, die auch schon anderen Betroffenen sehr gut geholfen haben. Ich hoffe, dass Sie akute Schmerzphasen schnell überwinden und immer wieder die Kraft finden, nach dem Auslöser zu suchen. Selbst wenn man eine Ursache gefunden hat, so braucht die Bakterienflora im Mund einfach etwas Zeit, um sich wieder vollständig zu erholen. Und eines haben wir bewiesen – Der Ausspruch „Gegen Aphten kann man nichts machen" stimmt nicht. Denn es gibt viele tolle Möglichkeiten, um die kleinen schmerzenden Biester ein für alle Mal loszuwerden!

Weitere Bücher von Dirk Schweigler

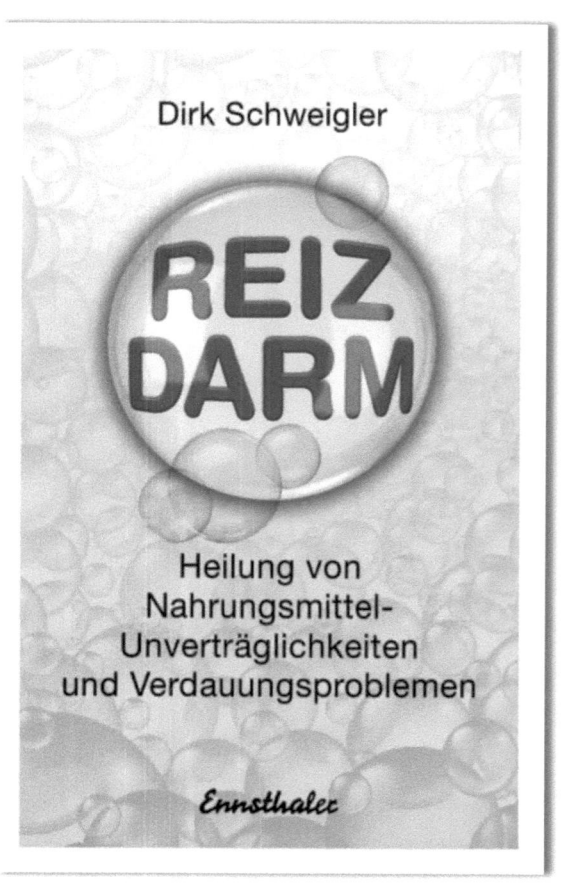

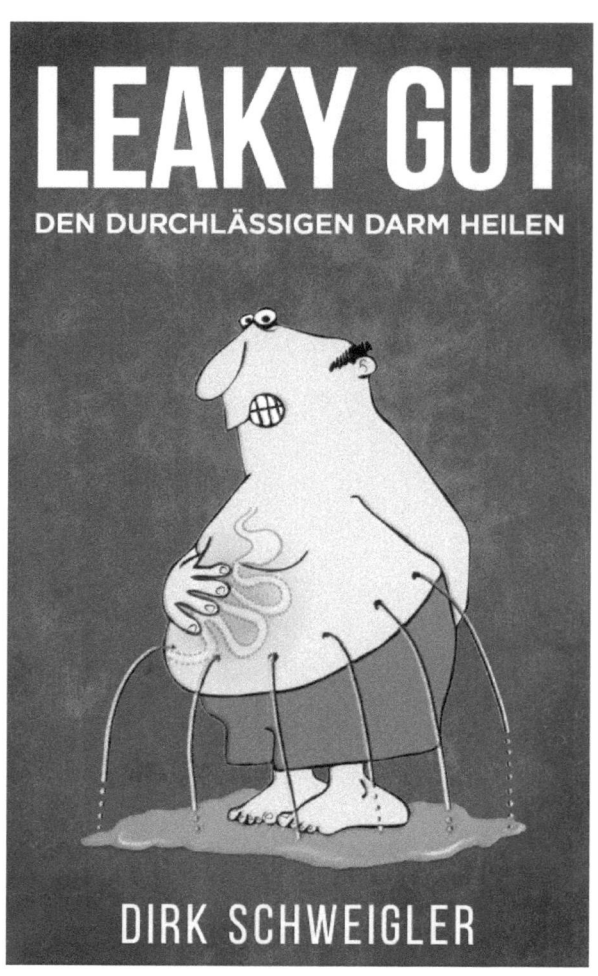

Über den Autor

Die Leidenschaft fürs Schreiben entdeckte Dirk Schweigler bereits während des Studiums. Seine Diplomarbeit wurde für den Friedrich-List Preis nominiert und er konnte die Forschungsergebnisse daraus auf internationalen Konferenzen in Rio de Janeiro und in den Niederlanden vorstellen.

Schon während des Studiums packte ihn immer wieder die Reiselust und er war mehrfach mit dem Rucksack in Japan, Mexiko und den USA unterwegs. Nach dem Studium wollte er dann einen neuen Blickwinkel auf die Welt bekommen und lebte über ein Jahr lang in Indien, um die hinduistischen Schriften zu studieren. Inzwischen arbeitet er seit mehreren Jahren als Wissenschaftler an einem Universitätsklinikum.

Literaturverzeichnis

[1]   Paukstadt, W. (2006): So werden Sie der Aphthen Herr. In: *MMW - Fortschritte der Medizin* 148 (11), S. 12–13. DOI: 10.1007/BF03364594.

[2]   Shohat-Zabarski, R.; Kalderon, S.; Klein, T.; Weinberger, A. (1992): Close association of HLA-B51 in persons with recurrent aphthous stomatitis. In: *Oral surgery, oral medicine, and oral pathology* 74 (4), S. 455–458.

[3]   Altenburg, A.; El-Haj, N.; Micheli, C.; Puttkammer, M.; Abdel-Naser, M.; Zouboulis, C. (2014): The treatment of chronic recurrent oral aphthous ulcers. In: *Deutsches Arzteblatt international* 111 (40), S. 665–673. DOI: 10.3238/arztebl.2014.0665.

[4]   Robert Koch Institut (2017): Hand-Fuß-Mund-Krankheit (HFMK). Berlin. Online verfügbar unter https://www.rki.de/DE/Content/Infekt/EpidBull/Merkblaetter/Ratgeber_HFMK.html#doc3711596bodyText3.

[5]   Villinger, P. (2014): Rheumatologie. Morbus Behçet: eine seltene Krankheit? Hg. v. Schweizer Med Forum (2014;14(51–52):993–994). Online verfügbar unter

https://medicalforum.ch/de/resource/jf/journal/file/view/article/smf/de/smf.2014.02132/smf-02132.pdf/.

[6]   Jackowski, J.; Strietzel, F.: S2k-Leitlinie: Diagnostik und Therapieoptionen von Aphthen und aphthoiden Läsionen der Mund- und Rachenschleimhaut. In: Leitlinien Zahnmedizin. Online verfügbar unter https://www.awmf.org/uploads/tx_szleitlinien/007-101k_S2k_Aphthen_aphthoide-Läsionen_2017-03.pdf.

[7]   Slebioda, Z.; Szponar, E.; Kowalska, A. (2014): Etiopathogenesis of recurrent aphthous stomatitis and the role of immunologic aspects: literature review. In: *Archivum immunologiae et therapiae experimentalis* 62 (3), S. 205–215. DOI: 10.1007/s00005-013-0261-y.

[8]   Nobel, C. (2016): Unerwünschte Arzneimittelreaktionen in der Mundschleimhaut. In: *DFZ* 60 (12), S. 64–71. DOI: 10.1007/s12614-016-6265-3.

[9]   Schweizer Radio und Fernsehen (SRF) (2015): Zahnseide im Test: Reinigung überzeugt nicht bei allen. Zürich. Online verfügbar unter https://www.srf.ch/sendungen/kassensturz-espresso/tests/kassensturz-tests/zahnseide-im-test-reinigung-ueberzeugt-nicht-bei-allen.

[10]   Bischoff, S.; Meuer, S.: Darm und Immunsystem. Abwehr aus dem Bauch heraus. In: Ars Medici, Bd. 4, S. 189–196. Online verfügbar unter http://www.rosenfluh.ch/media/arsmedici/2014/04/Darm_und_Immunsystem.pdf.

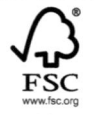

FSC

www.fsc.org

MIX

Papier aus ver-
antwortungsvollen
Quellen
Paper from
responsible sources

FSC® C105338